SIMITCH TCHÉDOMIR
DOCTEUR EN MÉDECINE

LE TRAITEMENT

DE LA

PARALYSIE POST-OPÉRATOIRE DE L'INTESTIN

ET DE LA

VESSIE AVEC DE LA BILE CONSERVÉE

Editions
de STRASBOURG MÉDICAL
1, place de l'Université — (Foyer Universitaire)
STRASBOURG
1924

LE TRAITEMENT
de la paralysie post-opératoire de l'intestin et de la vessie avec de la bile conservée.

SIMITCH TCHÉDOMIR
DOCTEUR EN MÉDECINE

LE TRAITEMENT

DE LA

PARALYSIE POST-OPÉRATOIRE DE L'INTESTIN

ET DE LA

VESSIE AVEC DE LA BILE CONSERVÉE

Editions
de STRASBOURG MÉDICAL
1, place de l'Université — (Foyer Universitaire)
STRASBOURG
1924

A MON PRÉSIDENT DE THÈSE

M. LE PROFESSEUR STOLZ

DIRECTEUR DE LA CLINIQUE CHIRURGICALE B

Chevalier de la Légion d'honneur

A CEUX QUI ME SONT CHERS

AVANT-PROPOS.

Arrivé au terme de nos études, nous sommes heureux d'apporter un juste hommage de reconnaissance à tous ceux qui ont contribué à notre formation médicale.

A la Faculté de Paris et surtout à celle de Strasbourg, où notre séjour fut plus prolongé, nous fûmes accueilli avec une amabilité et une bienveillance que nous ne saurons jamais assez reconnaître.

Nous sommes profondément touché et gardons le souvenir de la bonté et de la sympathie manifestées par Monsieur le doyen Weiss, qui mit tout en œuvre pour faciliter nos études ; nous lui en sommes vivement reconnaissant.

Tout d'abord, notre pensée se tourne vers le président de notre thèse, Monsieur le professeur Stolz, que la sincérité de notre reconnaissance à son endroit se mesure à l'admiration que nous avons pour lui ; quiconque, en effet, a eu la bonne fortune de l'approcher, ne sait ce qu'il doit le plus respecter de l'Homme ou du Maître : Sa science infinie, la haute conscience qu'il a du rôle de médecin, sa scrupuleuse probité scientifique sont aussi admirables que sa bienveillance sans bornes, sa grande bonté, sa patience inaltérable et en font le plus bel exemple à proposer à l'étudiant comme au praticien.

Nous sommes particulièrement sensible à la faveur qu'il a bien voulu nous faire d'accepter la présidence de cette thèse : nous l'en remercions de tout cœur, ainsi que de l'intérêt qu'inlassablement il nous a témoigné au cours de notre travail.

Notre gratitude est acquise à Monsieur le docteur Raul, chef de la Clinique chirurgicale pour les précieux conseils qu'il nous a si amicalement prodigués.

Nous associons dans le même sentiment tous les professeurs et chargés de cours pour les profitables enseignements qu'ils nous ont donnés de si bienveillante manière.

Nos remerciements vont aussi à Messieurs les assistants de la Clinique chirurgicale, Messieurs Lévy, Weiss, Salomon, Hickel, pour leur accueil et leur aide sympathiques.

A nos camarades français qui nous ont reçu parmi eux chaleureusement et au milieu desquels nous avons passé des heures agréables, inoubliables, nous adressons un adieu ému.

En écrivant ces lignes, nous ne pouvons ne pas nous reporter aux cruelles années que nous avons vécues pendant la grande guerre, années douloureuses entre toutes, marquées d'une façon indélébile pour nous par la disparition d'un père, d'un oncle, de parents...

Au cours de cette guerre, nous avons été, à plusieurs reprises, en liaison avec l'armée française : nous avons combattu avec ses poilus, nous les avons admirés sans réserve : nous leur avons voué une amitié éternelle.

A tous, à nos camarades héroïques du 1er Régiment serbe (division de Morava), à nos camarades du 2e bis de Zouaves (17e division coloniale), frères d'armes de la Campagne d'Orient, va notre fraternel salut !

Notre pensée attristée se penche vers ceux qui sont tombés. Que ce modeste travail que nous déposons sur leur tombe, soit un hommage à leur valeur et à leur abnégation.

HISTORIQUE.

L'emploi de la bile dans un but thérapeutique remonte à la plus haute antiquité. Déjà, dans un papyrus appartenant à l'époque de la XIXe dynastie égyptienne, c'est-à-dire 1300 ans avant l'ère chrétienne, on trouve parmi de nombreuses recettes de clystères la formule suivante : « fiel de bœuf 1/3, lait de vache 4/6, guérit le plus souvent en quatre jours — bon remède ».

HIPPOCRATE mélangeait la bile à du miel pour en faire des suppositoires évacuateurs.

GALIEN la nomme « clystère naturel », parce que, dans l'intestin, elle est « un hôte familier et bien connu ». Il fait remarquer qu'à l'encontre de toute autre substance, son pouvoir exonérateur ne s'accompagne d'aucune irritation.

Les médecins arabes aussi, après les Grecs et les Romains, firent souvent usage de la bile.

Pendant le Moyen âge, elle tomba dans l'oubli ; à l'époque de la Renaissance par contre, on en reprit l'usage, et au XVIIe siècle elle fut un des remèdes les plus populaires, pour être encore à peu près délaissée dans le siècle suivant.

Avec le développement de la chimie physiologique, vers le milieu du siècle dernier, l'intérêt des physiologistes et des cliniciens se porta à nouveau sur la bile et ses constituants. Ils se mirent à étudier expérimentalement d'abord, et cliniquement ensuite, leurs propriétés et leurs actions sur l'organisme vivant.

Les premières expériences datent de 1854. Elles portèrent d'abord sur l'action de la bile et des sels biliaires introduits directement dans la circulation.

Plus tard s'ajoutèrent des recherches variées sur son action directe sur le tube digestif, recherches qui, longtemps, ne furent faites que sur différentes espèces d'animaux.

Ce n'est que dans les tout derniers temps qu'on aborda avec l'aide des R. X l'étude de l'action de la bile sur l'intestin humain même et qu'on commença à expérimenter cliniquement les conséquences pratiques qu'inspirèrent les résultats de toutes ces recherches expérimentales antérieures.

* * *

Nous avons réuni dans la suite, aussi complètement que possible, les travaux qui se sont occupés de l'action de la bile sur l'organisme et nous en donnerons de courts aperçus dans l'ordre chronologique de leur publication.

Deidier, le premier, injecta de la bile de malades pesteux dans les veines du chien et observa la mort subite de l'animal. Une même dose de la même substance, administrée par voie buccale, ne provoqua aucun trouble chez l'animal en expérience.

MAGENDIE fit les mêmes expériences suivies des mêmes résultats.

v. DUSCH injecta dans la veine du chien 20 gr. 5 de bile de bœuf filtrée. Le chien se mit à trembler et montrer les signes d'une forte irritation. Cinq minutes plus tard on constata des contractions violentes des muscles abdominaux accompagnées de mouvements de déglutition et de vomissements. Une quantité égale de bile fut injectée le même jour au même chien ; les mêmes symptômes se reproduisirent.

L'auteur renouvela l'expérience sur des lapins qui se révélèrent plus sensibles encore que les chiens aux injections. Elles provoquèrent chez eux de véritables crampes tétaniformes. DUSCH constata encore que plus active que celle de la bile ou du glycocholate de soude était l'action du taurocholate de soude dont l'injection veineuse entraîne chez le chien des accidents d'asphyxie mortels.

KÜHNE étudia principalement les transformations que subissent la bile et les sels biliaires, particulièrement le glycocholate de soude, introduits dans la circulation. En marge de ces recherches il constata que l'injection de la bile ou de sels biliaires provoquait fréquemment des vomissements.

NEUKOMM fit des expériences sur les chiens avec du glycocholate, de soude en injection intraveineuse. La dose maxima qu'il employa était de 2 gr. 2 dilués dans 14 cm^3 d'eau. Cette solution fut introduite très lentement dans la veine, après en avoir retiré une même quantité de sang.

Contrairement aux conclusions des auteurs précédents, que la bile et les sels introduits dans la circulation produisent des vomissements et des accidents graves, cet auteur prétend que les sels biliaires ne produisent aucun phénomène particulier ; les chiens supportent bien les injections, n'en ressentent aucun malaise et mangent le même jour.

Hoppe, après l'injection de 2 gr. de cholate de soude dans la veine jugulaire, avait observé que le chien, qui tout d'abord ne réagissait pas, était par la suite pris de vomissements et de diarrhée qui, dans l'espace de deux jours, amenèrent la mort de l'animal. L'autopsie révéla des matières sanglantes dans l'intestin.

Hyppert injecta à un chien de forte taille une solution de glycocholate de soude de 3 gr. mélangée à 20 cm^3 d'eau dans la veine jugulaire ; il ne constata aucun phénomène particulier, sauf une oscillation remarquable du pouls et de la température.

Leyden expérimenta sur des chiens et surtout sur des lapins. Dans ses expériences, il introduisait de la bile ou des sels biliaires soit dans la circulation, soit dans les différents segments du tube digestif. L'injection de la bile dans la circulation entraîna les mêmes résultats que ceux signalés par les auteurs précédents, résultats sur lesquels il n'y a pas lieu de revenir.

Les expériences sur le tube digestif consistent dans l'injection de bile dans le gros intestin et l'introduction de bile dans l'estomac et le rectum (le mode d'opération n'est pas précisé).

a) Injection de la bile dans le gros intestin : A un lapin on injecte dans le gros intestin 6 cm^3 de solution de glycocholate de soude à 10%. Le lendemain l'animal paraît faible, ne mange pas et a des évacuations diarrhéiques.

b) Introduction de bile dans le rectum : 5 cm^3 d'une solution de glycocholate de soude à 10 % introduits dans le rectum par voie anale chez un lapin de taille moyenne restèrent sans effet sur l'état de l'animal ; une seconde injection de 4 cm^3 de la même solution provoqua chez l'animal un état de faiblesse très prononcée, une perte totale d'appétit et une diarrhée violente ; l'animal est pris d'attaques d'opisthotonos et ne peut plus se tenir debout.

c) Introduction de bile dans l'estomac : 20 cm^3 d'une solution contenant 2 gr. de glycocholate de soude sont introduits dans l'estomac d'un lapin de taille forte. L'animal réagit par une diarrhée profuse et progressive jusqu'à la mort qui survient le 7e jour par un affaiblissement général.

De ces expériences, Leyden tire les conclusions suivantes :

1° Les sels biliaires introduits dans la circulation sont éminemment toxiques ; injectée dans le cœur d'un chien une dose inférieure à un gramme cause une mort foudroyante. Injectés dans la circulation veineuse, le chien supporte des doses plus élevées. Mais si l'on dépasse 2 gr., la mort s'en suit aussi à brève échéance (2e jour).

2° Parmi les réactions principales qu'exercent les acides cholaliques sur les tissus, il faut signaler la dissolution des globules rouges.

3° Ces substances ont une influence énergique sur les mouvements péristaltiques de l'intestin, et leur présence en grande quantité dans cet organe peut produire de la diarrhée.

RÖHRIG, à l'instar de LEYDEN, introduit dans l'estomac des lapins une solution de 20 cm³ contenant 2 gr. de glycocholate de soude et ne constate chez l'animal aucun symptôme d'intoxication ; en opposition avec LEYDEN Röhrig trouva que les sels biliaires introduits de cette manière produisent de la diarrhée qui, parfois, peut devenir si violente qu'elle entraîne la mort.

GROLLEMUND établit que les acides biliaires avaient la même action que celle qu'observaient les auteurs précédents avec la bile et les sels biliaires.

FELZ ET RITTER firent leurs expériences exclusivement sur des chiens ; ils leur administrèrent en injection veineuse de la bile, des sels biliaires, des acides biliaires, des dérivés des sels biliaires (cholate de soude), les matières colorantes de la bile et la cholestérine.

Leurs expériences prouvent que le glycocholate, le taurocholate ou même le mélange de ces deux sels, dans la proportion que l'on rencontre dans la bile de bœuf, donnent à peu de chose près des résultats analogues. Seule, la quantité injectée importe.

Des injections de 4, 5, 6 centilitres d'un liquide renfermant 50, 60, 70 centigrammes de glycocholate ou de taurocholate de soude ou de mélange de ces deux sels, espacées de 4 jours, ont provoqué souvent, à côté d'un ralentissement du pouls, un abaissement de la température et des vomissements. Une dose plus forte, soit 1 gr. 20 (10 centilitres de liquide précédent) a pour conséquence non seulement ces mêmes symptômes, mais des accidents convulsifs et des selles diarrhéiques et sanglantes. Une dose renfermant 2 à 4 gr. de sels biliaires entraîne toujours la mort des animaux dans un temps plus ou moins court, mais avec des symptômes toujours identiques : vomissements, diarrhée, abaissement de la température, ralentissement du pouls, accidents nerveux, hémorragies diverses, etc.

Dans la suite, leurs expériences portèrent sur la bile fraîche filtrée, injectée dans la circulation veineuse. Ils démontrèrent que la bile fraîche, quel que soit l'animal dont elle provient, n'a d'action sérieuse sur l'économie que lorsqu'une quantité assez forte pénètre directement dans la circulation. Après l'injection de petites doses on ne remarque chez les animaux qu'un malaise passager, l'état normal se rétablit aussitôt que l'organisme s'est complètement débarrassé des substances introduites dans le sang. Des doses de bile fraîche, plus considérables, ou ce qui revient au même, des petites doses répétées, amènent chez les sujets en expérience des accidents d'autant plus sérieux que l'élimination est moins rapide. Au fur et à mesure que l'on se rapproche de ce que ces auteurs appellent volontiers le point de saturation de l'organisme par la bile, on voit survenir des accidents graves : diarrhées bilieuses de plus en plus fortes, vomissements d'abord alimentaires, puis verts et sanguinolents, urines de plus en plus foncées et sanglantes, amaigrissement très rapide. Tels sont les symptômes de l'intoxication biliaire artificielle.

Il est à remarquer que, malgré la gravité des accidents qu'on provoque par l'injection répétée de bile, il est rare que la mort s'en suive, si l'on interrompt l'empoisonnement graduel avant l'apparition des accidents graves. Trois ou quatre jours de repos suffisent d'habitude pour ramener à l'état normal les chiens soumis à ce genre d'intoxication ; les urines elles-mêmes, qui restent altérées le plus longtemps, sont redevenues claires après ce laps de temps. La diarrhée et les vomissements s'arrêtent déjà après 36 à 40 heures.

Enfin, ces auteurs ont fait également des essais avec les dérivés des acides biliaires. Le cholate de soude et le glycochole injectés dans la circulation veineuse, produisent des phénomènes presque identiques à ceux causés par les sels précédents, mais il en faut des quantités beaucoup plus fortes.

En employant des solutions alcalines des matières colorantes de la bile, surtout la bilirubine, Felz et Ritter n'ont observé d'autres symptômes que la constipation et une légère teinte subictérique.

La cholestérine, introduite dans la circulation, ne produit aucun accident grave et n'est pas toxique par elle-même.

L'action toxique de la bile et des sels biliaires, concluent-ils, nous paraît surabondamment démontrée ; elle doit être attribuée à l'influence dissolvante que ces composés exercent sur les éléments sanguins.

Müller conclut de ses expériences sur des chiens que l'injection intra-veineuse de glycocholate de soude ne produit que de la diarrhée, alors que celle de bile provoquait à plusieurs reprises des vomissements.

CHÜLEIN faisant parvenir de la bile ou des sels biliaires dans l'estomac et l'intestin à l'aide d'une sonde, constata que ces substances arrivées dans le tractus intestinal provoquent une exagération des mouvements péristaltiques.

D'abord l'action se limite à l'intestin ; si l'on augmente la dose, il se produit des contractions de l'estomac et des muscles abdominaux par voie réflexe provoquant de la diarrhée et des vomissements. Si l'on augmente la dose dans des proportions considérables, il se manifeste des vomissements provoqués selon toute probabilité par l'influence directe sur la muqueuse gastrique, avant même que ces substances soient arrivées dans l'intestin grêle.

FUBINI ET LUZZATI affirmant que la bile accélère notablement le péristaltisme intestinal, ont répété les mêmes essais sur l'intestin grêle des chiens. Ils procèdent de la façon suivante : tout d'abord ils placent un pois dans la lumière de l'intestin et ils notent la vitesse avec laquelle celui-ci parvient dans l'anse explorée et plongée dans une solution de sérum physiologique. Puis ils renouvellent l'expérience, mais en faisant précéder la mise en place du pois d'une injection de bile à raison d'une dose de 2 gr. Ils croient avoir nettement constaté dans ce cas une augmentation de vitesse due à l'action de la bile.

BOKAI ET CARNOT firent sur l'intestin grêle du lapin des expériences analogues à celles de Fubini et Luzzati. Ils plongèrent l'intestin dans du sérum physiologique et observèrent un accroissement des mouvements péristaltiques dans les segments de l'intestin dans lesquels ils avaient injecté de la bile.

Eckardt cependant, dans des expériences analogues, arriva à des résultats différents. Après avoir trempé l'intestin de l'animal dans du sérum physiologique, il y injectait 1 à 2 gr. de bile et n'observait pas de mouvements dans les segments de l'intestin soumis à son action. Il prétend que la bile n'a pas d'action excitatrice spéciale et que, si injectée en grande quantité dans l'intestin elle peut en exagérer les contractions, il s'agit là d'une action purement mécanique, laquelle serait aussi bien réalisée par n'importe quel autre liquide.

Elliot et Joselin ont administré de la bile par voie buccale à des chiens et ont observé chez ceux-ci une forte diarrhée.

Hallion et Nepper expérimentèrent sur des chiens narcotisés et étudièrent l'influence de la bile sur la muqueuse de l'intestin grêle et celle du rectum. Ils constatèrent qu'une injection de bile dans le rectum provoque au bout de quatre minutes des mouvements répétés de défécation qui durent huit minutes ; après une phase d'arrêt de dix minutes, ces mouvements se renouvellent pendant une minute, puis cessent entièrement.

Pour étudier l'action de la bile sur le jéjunum et l'iléon, ces auteurs ont pratiqué des fistules temporaires du type Vella Thiry. Quoique l'exactitude de cette méthode d'investigation laissait à désirer, il leur apparut toutefois d'une manière générale que la bile provoquait une augmentation relative des contractions dans la partie de l'intestin soumise à son contact. L'injection directe de bile dans le duodénum entraîne des effets moteurs, mais ces effets excito-moteurs manquent quand le cholédoque est lié. D'après les mêmes auteurs, l'injection intra-veineuse de 3 à 4 cm^3 de bile produit d'abord une diminution marquée du péristaltisme du duodénum et un relâchement du tonus. Mais bientôt on voit les contractions s'amplifier progressivement jusqu'à un degré considérable et le tonus augmente en même temps. Ces auteurs résument le résultat de leurs recherches dans les conclusions suivantes :

1° La bile mise au contact de la muqueuse intestinale exerce une influence excito-motrice locale sur l'intestin grêle aussi bien que sur le rectum.

2° Introduite dans la circulation, elle détermine une action du même ordre.

3° Cette dernière action semble consécutive au moins pour une partie à une exagération de la sécrétion due à l'influence cholagoque de la bile injectée.

Chüpbach expérimenta sur des chiens, des chats et des lapins. Les résultats de ses expériences peuvent être résumés ainsi :

1° Sur l'intestin grêle sorti de la cavité abdominale d'un chien et en état de mouvement péristaltique, la bile de bœuf ou de l'animal même, ou bien n'a aucune influence ou bien, et c'est la majorité des cas, elle a une action inhibitoire, légère mais très nette.

2° Si l'on implante la vésicule biliaire sur l'intestin grêle d'un chien porteur d'une fistule de Vella, la bile qui s'en écoule n'a aucune influence particulière sur les mouvements péristaltiques, sauf la légère action inhibitoire signalée précédemment.

3° Sur l'intestin du lapin, en place et en contraction, on observe une action inhibitoire immédiate de la bile, lorsqu'on en laisse tomber quelques gouttes sur la face péritonéale de l'intestin.

4° L'intestin du chat, maintenu en survie, est aussi inhibé par la bile appliquée de la même façon.

5° Le gros intestin du lapin, en place, a ses mouvements péristaltiques excités par la bile.

6° L'injection de la bile dans le rectum du chien provoque toujours la défécation.

7° L'injection de bile qui met le gros intestin en état de péristaltisme renforcé laisse l'intestin grêle au repos.

Asher a observé des phénomènes analogues à ceux constatés par Chüpbach. En injectant de la bile dans le rectum, il notait deux faits antagonistes qui se produisent sur l'intestin du chien ; la bile excitait les mouvements péristaltiques du gros intestin et provoquait par suite la défécation, tandis qu'elle ralentissait ceux de l'intestin grêle.

Antonio Berti enregistra chez des lapins les mouvements d'une partie de l'intestin plongée dans la solution Ringer-Lock. Il observa que les mouvements péristaltiques se ralentissent quand on ajoute à la solution de la bile dans une proportion de 0,50 à 0,70 % ; une proportion de 2 à 3 % amène l'arrêt immédiat des mouvements rythmiques de l'intestin. En même temps il observa l'abaissement du tonus intestinal, mais qui augmentait de nouveau avec l'augmentation de la concentration de la solution (environ 10 %). Cette réapparition du tonus n'était pas accompagnée de mouvements rythmiques.

L'action de la bile est la même sur le duodénum que sur le jéjunum.

D'Erico faisant des expériences sur l'intestin grêle ainsi que sur le gros intestin du chat suspendu dans la solution Ringer à laquelle on ajoute de la bile ou des sels biliaires de l'animal même, constata sur l'intestin grêle et sur le gros intestin deux phénomènes fondamentaux :

a) Effet sur le tonus ; *b*) effet sur les mouvements rythmiques.

Il suffit d'ajouter à la solution un cm^3 de bile pour qu'aussitôt la contraction de l'intestin devienne beaucoup moins forte et souvent moins fréquente : dès que l'on continue à ajouter de la bile à la solution jusqu'à une concentration de 2 %, on voit une diminution et un ralentissement des mouvements jusqu'à ce que les contractions cessent complètement.

Quant au tonus, on remarque que les changements des mouvements rythmiques sont accompagnés d'une diminution marquée du tonus.

Boulet a étudié l'influence de la bile sur les mouvements de l'intestin en survie du chien, du chat, du porc, du mouton et du lapin. Il arrive aux conclusions suivantes :

1° La bile introduite dans la cavité intestinale produit le plus souvent une diminution d'amplitude des mouvements rythmiques après relâchement initial et parfois n'a aucun effet. Il n'a jamais obtenu un renforcement des mouvements rythmiques.

2° Les solutions très diluées de bile agissant sur la face péritonéale de l'intestin diminuent le tonus et empêchent ses mouvements spontanés qui peuvent toutefois reprendre toute leur intensité dans la solution nourricière.

PHILIPPE prit pour sujets des chats, des lapins et surtout des chiens pour étudier l'influence de la bile sur la motricité intestinale.

Il l'introduisait soit par voie sanguine, soit directement dans la cavité intestinale.

Pour l'inscription des mouvements de l'intestin sur l'animal vivant, il se servait de la méthode manométrique directe mise en usage par le professeur Roger. L'animal est placé sur la table chauffante de Lepage en anesthésie par chloralose ; par deux boutonnières faites à l'anse choisie, soit du duodénum, du jéjunum et de l'iléon, soit du rectum, deux canules de verre sont introduites. Celle d'amont est droite, celle d'aval est coudée pour lui permettre de sortir de l'abdomen. La canule d'aval est réunie à un manomètre, l'autre est terminée par un tube en caoutchouc, assez court, sur lequel on place une pince.

L'anse est d'abord lavée au sérum Ringer-Lock à 38°. Quand elle est vide, le tube d'aval est réuni au manomètre ; on introduit lentement par la canule d'amont une certaine quantité de sérum, quantité variant suivant la capacité de l'anse. L'injection lente chasse l'air de l'anse et remplit le manomètre jusqu'à une hauteur de 10 à 15 cm^3. On ferme le tube d'amont avec la pince ; on attend 2 minutes pour que l'intestin se soit mis en équilibre et on prend un premier tracé en réunissant la branche verticale du manomètre à un tambour de Marey. Quand ce tracé est pris, on lève la pince mise sur le caoutchouc d'amont et on laisse tout le liquide s'écouler par le tube d'aval, après l'avoir séparé du manomètre.

Par la canule d'amont, la même quantité de liquide additionné de bile est introduite dans l'intestin, et le système inscripteur reste le même que précédemment.

Il employait la bile de bœuf fraîche, mais le plus souvent il se servait de la bile de l'animal même, prélevée quelques minutes auparavant.

Après l'inscription d'un second tracé, l'intérieur du segment intestinal est lavé avec du sérum pur ; puis le tout est rempli à nouveau de la même quantité de sérum ; un dernier tracé est alors enregistré. On pouvait ainsi comparer trois tracés pris dans des conditions identiques.

Dans les trois cas l'observation des mouvements de l'intestin se prolongeait pendant environ 20 minutes.

Philippe trouve que sur 23 expériences faites, la bile a paralysé complètement l'intestin dans 3 cas ; dans 10 cas elle a sensiblement diminué l'amplitude des mouvements, dans 7 cas elle a paru n'avoir aucune action sur la motricité et seulement dans 3 cas (expériences sur l'iléon) elle eut plutôt un rôle activant. Il dit que probablement dans ces derniers cas, il s'agissait d'une excitation mécanique provoquée par l'injection trop rapide de la solution de bile. Pour le duodénum, la bile s'est montré 4 fois inhibitoire et 4 fois n'a eu aucune action. Pour le rectum, l'action la plus constante a été l'inhibition (5 fois sur 6). « Nos observations des expériences in vivo diffèrent, dit-il, de celles obtenues par tous les auteurs précédents ».

Pour l'étude de l'influence de la bile sur l'intestin par voie sanguine, PHILIPPE se servit de la même méthode manométrique que celle relatée précédemment. L'injection de la bile était faite dans la saphène externe. Cette injection amène immédiatement le relâchement de l'intestin et la diminution de l'amplitude des mouvements rythmiques.

Philippe fait remarquer que HALLION et NEPPER ont signalé dans leurs expériences faites avec de la bile injectée dans la circulation veineuse ou son introduction dans le duodénum une diminution marquée du péristaltisme et un relâchement du tonus moyen, mais qu'ils ont observé à la suite de ces premiers effets un renforcement plus ou moins rapide de mouvement et du tonus, qu'ils considèrent comme un fait caractéristique et dont, seuls, ils tiennent compte.

Dans ses expériences, Philippe observa par contre une diminution d'amplitude des mouvements se prolonger pendant les 20 minutes que durait en général l'observation. « Ces divergences, dit-il, tiennent peut-être à la différence des méthodes employées ou au degré de dilution de la bile dans nos solutions. Cependant dans notre expérience où nous avons eu recours à la bile de bœuf fraîche pure, le résultat a été le même ».

Les conclusions de ces expériences sont les suivantes :

1° La bile introduite dans la cavité intestinale a une action inhibitoire ou nulle, mais le plus souvent inhibitoire, elle se comporte à cet égard sur le gros intestin comme sur l'intestin grêle.

2° La bile injectée dans la circulation sanguine a pour effet de relâcher l'intestin et de diminuer l'amplitude de ses mouvements, et cela par l'action directe sur les parois intestinales, sans intervention du système nerveux central.

3° On est donc autorisé à admettre que la constipation observée dans les cas d'ictère par résorption est due non pas tant à l'absence de la bile dans l'intestin qu'à sa présence dans le sang.

Lebon et Aubourg ont étudié aux rayons X la modification du transit intestinal sous l'influence d'une dose de bile additionnée au lait bismuthé. Ils ont pu constater que la bile excite les contractions musculaires de l'intestin et rend la traversée intestinale plus rapide. En ajoutant 3 gr. de fiel de bœuf au repas opaque, celui-ci arrive à l'angle splénique après deux heures et demie au lieu de dix heures, le temps normal.

Bensaude et Vicente, plus récemment, ont fait des recherches analogues. Ils procédèrent de la façon suivante :

1° Lavement d'un litre et demi d'eau contenant 300 gr. de sulfate de baryum crémé et dix grammes d'extrait de bile (grand lavement opaque bileux).

2° Lavement de 250 cm³ d'eau contenant 60 gr. de sulfate de baryum crémé et 5 gr. d'extrait de bile (petit lavement opaque bileux).

3° Lavement d'un litre et demi d'eau contenant

300 gr. de sulfate de barym crémé et suivi de l'injection d'une solution de 5 gr. d'extrait de bile dans un quart de litre d'eau.

4° Lavement bilieux d'un quart de litre (dix grammes d'extrait de bile) après remplissage total du gros intestin par un repas baryté.

Dans le premier cas (grand lavement opaque bileux), le lavement pénètre normalement jusqu'au caecum, comme un lavement opaque ordinaire, 2 minutes après la fin de l'injection de violentes contractions se produisent avec une énergie et une rapidité telles qu'il n'est guère possible de noter les modifications de la colonne opaque et celle-ci est évacuée en moins d'une minute, forçant la résistance du sphincter anal. Les contractions intestinales observées sur l'écran se traduisent pour le malade par des coliques intenses qui rendent pénible ce procédé de recherches.

Le petit lavement opaque est beaucoup mieux supporté et permet de suivre pendant plus longtemps les modifications du péristaltisme recto-sygmoïdien. Le remplissage de l'intestin terminal se fait d'abord normalement, puis au bout de 3 à 5 minutes des contractions intestinales amènent des modifications incessantes de l'image. D'abord le diamètre du rectum et de l'anse sigmoïde diminue et la colonne liquide remonte plus ou moins haut dans le côlon descendant en même temps que des incisures apparaissent ; puis de nouvelles contractions vident le côlon descendant, et chassent le liquide opaque qui distend le sigmoïde et le rectum. Les contractions assez faibles pendant les 2 ou 3 premières minutes augmentent rapidement d'intensité en même temps que le malade éprouve un très grand besoin de défécation. Vers la 10e ou 12e minute, ces contractions amènent l'évacuation du lavement. Aussitôt après cette évacuation on constate que le sigmoïde et le rectum sont vides de substances opaques. Un quart d'heure après, un lavement baryté de 300 cm³, mais ne contenant pas de bile, est injecté. Cette fois on ne constate pas de contractions et l'examen répété toutes les 5 minutes pendant une demi-heure ne montre pas de modifications de l'ombre radioscopique. La bile n'a donc eu qu'une action passagère limitée à la durée de son contact avec la muqueuse intestinale.

Dans le 3e cas, l'intestin rempli par un lavement opaque paraît immobile et l'image examinée sur l'écran ne montre pas de mouvements péristaltiques. Si l'on injecte alors dans le rectum 5 gr. d'extrait de bile dans 250 cm³ d'eau, on voit apparaître après une attente de 2 à 3 minutes des modifications de forme de l'ombre intestinale. Des bosselures et des sillons très marqués se forment sur tout le côlon descendant et secondairement sur tout le côlon transverse, tandis que l'image du côlon ascendant et du caecum ne se modifie que peu ; ces variations sont incessantes et rapides avec des intervalles de 3 à 4 secondes. Le diamètre de l'ombre intestinale varie dans un même segment du simple au double.

En même temps, l'ensemble de l'image du transverse se modifie — s'abaissant, figurant une courbe à grand rayon ou une série d'ondulations. Ces grands mouvements de déplacement sont beaucoup plus lents, et ce n'est qu'en 15 ou 20 secondes que les modifications de l'image sont appréciables. Au bout de 10 minutes se produit l'évacuation du rectum, du sigmoïde et d'une partie du descendant dont le segment supérieur seul reste opaque. Une heure après, le côlon descendant et le sigmoïde sont à nouveau remplis, mais le rectum est vide.

Au moyen de repas opaques ils rendent visible une partie ou la totalité du côlon et peuvent étudier l'action des lavements de bile sur cette masse opaque moins malléable et moins facile à déformer qu'une colonne liquide.

Sur une première série de malades, ils ont cherché à établir l'action d'un lavement bileux sur le segment proximal du gros intestin.

Huit heures après l'absorption d'un repas contenant 200 gr. de baryte gelatiné, ils donnent au malade un lavement d'un litre d'eau avec 10 gr. d'extrait de bile.

L'examen à l'écran fournit les renseignements suivants : Pendant les deux premières minutes qui suivent l'injection du lavement, le segment caeco-ascendant, seul visible, ne se modifie pas, puis entre la 2e et 3e minutes apparaissent les premières contractions intestinales, le caeco-ascendant se déforme, prend l'aspect d'une boule que des contractions incessantes modifient dans sa forme, mais sans le faire progresser. Vers la 4e minute un segment de matière opaque se détache ; il franchit brusquement le transverse. Après des nouvelles contractions et des déformations analogues, des segments de matière opaque se déplacent rapidement et occupent successivement l'angle splénique et le sigmoïde. A la 5e minute, le malade est obligé d'évacuer son contenu intestinal.

A titre de contrôle, un lavement d'un litre d'eau bouillie tiède injecté au même malade, préparé de la même façon et dans les mêmes conditions, a donné les résultats suivants, bien différents de ceux obtenus par le lavement de bile : Ce n'est que 8 à 10 minutes après la fin de l'injection du lavement que quelques contractions se montrent, produisant une légère déformation du caecum-ascendant. Jusqu'à la 15e minute aucune progression spontanée de la masse opaque. En pratiquant des manœuvres de massage et de palpation profonde sur l'écran, on fait légèrement progresser la matière opaque qui franchit l'angle hépatique, mais sans dépasser à aucun moment la moitié du transverse.

La contraction diminue progressivement, et on arrête l'examen à la 30e minute.

Le dernier procédé de recherche qu'ils ont employé a été le suivant : chez un malade dont la totalité du gros intestin était rendue visible par l'ingestion de deux bouillies contenant chacune 40 gr. de carbonate de bismuth absorbées 24 et 12 heures avant l'examen, ils ont injecté un lavement d'un quart de litre d'eau contenant 5 gr. d'extrait de bile.

A partir de la 3e minute, des contractions apparaissent sur le côlon descendant et le sigmoïde, segmentant la matière opaque, en même temps que le côlon transverse, se déplace lentement dans sa totalité. L'ombre du caeco-ascendant ne paraît pas modifiée. On observe, en résumé, les mêmes résultats qu'avec un lavement opaque, toutefois le contenu de l'intestin étant plus consistant, les modifications de l'ombre intestinale s'accusent de façon moins intense. Entre la 10e et la 12e minutes les contractions aboutissent à l'évacuation du contenu recto-sigmoïdien.

De l'ensemble de leurs recherches expérimentales et observations cliniques ils concluent :

1° La bile est un agent excitateur très actif de la musculature intestinale.

2° Une dose de dix grammes d'extrait de bile provoque une exagération considérable du péristaltisme intestinal s'accompagnant de coliques pénibles, tandis qu'une dose de 5 gr. dans une quantité moindre de liquide a encore une efficacité suffisante, sans entraîner les mêmes inconvénients, et paraît la dose optima, en tenant compte, bien entendu, des susceptibilités individuelles et surtout de la forme sous laquelle on emploie la bile.

Hayem et Chuffart rapportent les observations de 6 malades, chez qui les lavements de bile pratiqués suivant la méthode indiquée par Bensaude et Vicente ont amené, dans les 5 minutes qui ont suivi, des contractions énergiques du transverse et de l'ascendant chez les uns, un besoin impérieux chez les autres.

Dans une série de travaux tout récents, ces auteurs signalent l'action efficace des lavements à l'extrait biliaire glycériné dans la constipation atonique.

Ils procèdent de la façon suivante : avant d'administrer le lavement bileux, ils donnent au malade 200 gr. de gélobarine (bouillie opaque contenant de la gélatine et du baryum), et par une radioscopie faite 15 heures après ce repas, ils constatent qu'il occupe le caecum, l'ascendant, le transverse, l'angle splénique et le début du descendant. Ils injectent alors une solution de 25 cm³ de glycobile dans 25 cm³ d'eau tiède:

Trois minutes après ce lavement, le schéma radioscopique est à peu près le même, peut-être les incissures sont-elles un peu plus accentuées. Mais dès cet instant les malades éprouvent le besoin d'aller à la selle, et dans la 5ᵉ minute ils évacuent leur rectum.

A titre de contrôle, ils ont pris un sujet normal au point de vue de la régularité des selles. Un repas comprenant 200 gr. de gélobarine est absorbé 14 heures avant l'examen. Avant le lavement, ce repas occupe le gros intestin jusqu'au rectum. Notons que 2 heures avant de passer à l'écran, le sujet a émis une selle légèrement barytée.

Le lavement administré se compose de 25 cm³ d'eau et de 25 cm³ de glycobile; deux minutes après se manifeste déjà l'envie d'une évacuation, on voit sur l'écran des contractions très nettes sur le transverse, le descendant et le sigmoïde, dès la 8ᵉ minute le sujet est obligé de quitter l'écran pour se hâter vers la garde-robe.

* * *

Si l'on résume les résultats de tous les auteurs cités dans le chapitre précédent, on arrive à la conclusion que les expériences faites sur les animaux sont loin d'être concordantes dans leurs résultats.

Même les expériences faites sur les mêmes espèces d'animaux et dans des conditions à peu près identiques n'ont pas toujours abouti aux mêmes conclusions.

Néanmoins, de loin, le plus grand nombre des expérimentateurs a constaté que la bile et les sels biliaires introduits dans l'organisme, soit par voie circulatoire, soit par voie digestive, excitent la motricité de l'intestin et produisent soit de la diarrhée, soit des vomissements, soit les deux à la fois.

Une minorité seulement crut devoir conclure de ses recherches qu'au contraire la bile abaisse le tonus et ralentit les mouvements péristaltiques de l'intestin.

Par contre les résultats des recherches et des observations faites sur l'homme sont tout à fait concordants.

On peut dire qu'au point de vue clinique, l'action de la bile sur l'intestin n'est plus douteuse : la bile est à considérer comme un excitant puissant du péristaltisme de l'intestin humain.

Quant à savoir si l'action de la bile porte sur le plexus nerveux de l'intestin ou sur la fibre musculaire elle même, ou sur les deux à la fois, c'est là une question qui demande encore à être éclairée.

LES LAVEMENTS DE BILE DANS LA PARALYSIE INTESTINALE POST-OPÉRATOIRE.

Avant d'aborder ce chapitre, il est nécessaire, croyons-nous, de dire quelques mots sur la paralysie intestinale post-opératoire.

Toute intervention sur la cavité abdominale intéressant les viscères ou le péritoine est suivie d'une période plus ou moins longue de cessation des évacuations de selles et de gaz. Il se produit apparemment, par suite de l'intervention, un reflexe inhibitoire du péristaltisme intestinal. Cette rétention de contenu intestinal ne produit chez l'opéré que de l'inappétence et une certaine fatigue, si elle ne se prolonge pas... Mais si elle dure plus longtemps, il se développe un météorisme qui, selon l'extension qu'il prend, peut devenir extrêmement pénible pour l'opéré. Dans certains cas d'une adynamie et d'une parésie opiniâtre, sa vie peut même être menacée. Les symptômes manifestes de cette parésie se déclarent généralement dès le deuxième jour de l'opération.

Chez la plupart des malades, le péristaltisme intestinal se remet après l'opération, plus ou moins vite, sans intervention, intervention qui, par contre, est nécessaire chez d'autres sujets pour rétablir le fonctionnement normal de l'intestin. Il n'y a pas lieu, à notre avis, d'insister sur le mécanisme et la pathogénie de la paralysie intestinale post-opératoire que l'on trouve longuement décrites dans les traités de physiologie et pharmacodynamie. Ce qui nous intéresse ici, ce sont les moyens dont nous disposons pour combattre efficacement cette paralysie et soulager les malades par le rétablissement du péristaltisme et de la fonction normale de l'intestin.

Les moyens qu'on emploie dans ce but sont nombreux. La simple introduction d'une sonde rectale, les suppositoires, le lavement d'eau simple, d'eau additionnée de sels en plus ou moins grande quantité, d'huile d'olive, de glycérine, sont leplus fréquemment employés. Mais parfois ces mesures ne suffisent pas, et alors on se voit forcé d'avoir recours à des médicaments plus énergiques, à des lavements d'eau de savon, d'infusion de séné ou encore à de véritables purges administrées par voie buccale. Mais l'emploi de ces médicaments à action plus violente peut être peu indiqué pour d'autres raisons, dans des cas, par exemple, d'opération sur l'intestin, où un péristaltisme propagé sur toute l'étendue de l'intestin ou une irritation de sa muqueuse devraient être évités. Dans ces cas l'emploi de la bile paraît tout indiqué.

Encouragé par les résultats expérimentaux de Bensaude et Vicente et par les observations cliniques de Hayem et Chuffart, on essaya systématiquement au service du professeur Stolz les lavements de bile dans la parésie intestinale post-opératoire. Dans une première série d'essais on se servit exclusivement de la bile fraîche de bœuf que l'on pouvait facilement se procurer à l'abattoir de la ville.

RAUL communiqua tout récemment la pratique employée et les résultats de ces essais : 50 à 100 gr. de bile fraîche furent dilués dans 300 à 400 cm^3 d'eau tiède et donnés en lavement par une sonde rectale. Les lavements étaient donnés quand, 48 heures après l'opération, les gaz n'avaient pas passé et quand les malades commençaient à souffrir de leur rétention. Les résultats obtenus furent excellents. Ils permirent à Raul les conclusions suivantes : « Les lavements de bile fraîche, employés dans le traitement de la paralysie intestinale post-opératoire, donnent les mêmes bons résultats que BENSAUDE et VICENTE ont constaté dans le traitement de la constipation chronique. Les succès que nous avons obtenus avec ce moyen simple et inoffensif sont constants.

Toutes les fois où les lavements ordinaires ne suffisent pas pour combattre la parésie intestinale post-opératoire, l'emploi de la bile fraîche se recommande. »

Mais l'emploi de la bile fraîche comporte plusieurs inconvénients. D'une part la bile s'altère facilement par des fermentations microbiennes, surtout en été, d'autre part il n'est pas toujours aisé de se la procurer au moment même où l'on veut l'employer.

Ces inconvénients n'existent pas pour la bile conservée que l'on peut toujours se procurer dans n'importe quelle pharmacie.

Il restait à savoir si son action était aussi efficace que celle de la bile fraîche.

C'est pour ces raisons que nous avons remplacé dans nos essais la bile fraîche par la bile conservée dès que nous nous étions rendu compte de l'intensité et de la régularité de son action.

La bile conservée existe dans le commerce dans deux formes : l'extrait mou et l'extrait sec, qui ne diffèrent l'un de l'autre que par le degré de dessication auquel a été porté la bile fraîche. Ainsi 100 gr. de bile fraîche donnent 14 gr. d'extrait mou. Celui-ci a une consistance rappelant celle de l'extrait d'opium et une coloration vert-foncée. Il peut se conserver sans altération pendant quelques semaines. Entièrement soluble dans l'eau tiède, il donne une solution jaune verdâtre.

Onze grammes d'extrait sec de bile représentent 100 gr. de bile fraîche. C'est une poudre de couleur jaune, très hygroscopique, qui est entièrement et facilement soluble dans l'eau et la colore en jaune. Dans un flacon en verre hermétiquement bouché, elle peut se conserver plusieurs années sans modification dans son aspect ni dans son action thérapeutique.

Dans nos expériences, nous nous sommes servi de la bile conservée sous ces deux formes, au début de l'extrait mou et plus tard de l'extrait sec. D'abord nous avons suivi la technique décrite précédemment par Raul, c'est-à-dire qu'on donnait le lavement 36 heures après l'opération. Plus tard nous ne l'administrions que 48 heures après l'opération, quand l'évacuation de gaz ne s'était pas faite spontanément.

Avec l'extrait mou, comme avec l'extrait sec, nous avons obtenu les mêmes résultats cliniques, mais c'est à la dernière forme, c'est-à-dire à l'extrait sec, que nous donnons la préférence en raison de sa conservation plus facile.

Méthode d'emploi.

On dilue dans un verre d'eau chaude environ dix grammes, s'il s'agit d'extrait mou de bile, cinq à six grammes, si l'on emploie l'extrait sec en remuant jusqu'à complète dissolution. On mélange le produit ainsi obtenu à 400 cm³ d'eau tiède, dont le bock à lavement se trouve garni. La température du lavement doit être d'environ 37°, bien que cela n'ait pas beaucoup d'importance au point de vue de l'action.

Ces précautions prises, on soulève le bock à une hauteur de 30 à 40 cm. ; cette hauteur ne doit pas être dépassée pour éviter au malade des coliques consécutives à une trop brusque introduction du liquide ; c'est par un mouvement alternatif d'élévation et d'abaissement du bock qu'il doit arriver lentement et progressivement dans le rectum et le côlon descendant.

Cette injection tiède ne cause tout d'abord aucune sensation particulière. Mais après 2 ou 3 minutes, le besoin d'évacuation se manifeste et les parties inférieures de l'intestin se débarassent de leur contenu.

Les résultats que nous avons obtenus par ce moyen simple et inoffensif ont été constants. Nous n'avons pas eu un seul cas d'échec chez les opérés auxquels nous avons appliqué ce traitement. Jamais nous n'avons observé la moindre trace d'une irritation de la muqueuse. Nous insistons sur ce point parce qu'il nous paraît établir nettement la supériorité de la bile sur tous les autres médicaments purgatifs et drastiques employés dans le même but.

Les premiers gaz passés, il est quelquefois, mais rarement, nécessaire d'avoir recours à un second lavement de bile pour maintenir le fonctionnement normal de l'intestin.

OBSERVATIONS.

A. *Extrait mou de bile administré environ* 30 *heures après l'opération.*

Observation I. — H. D., 57 ans, opéré le 4 mai 1923 pour une sténose pylorique (cancer). On fit la résection du cancer avec l'anastomose, par la méthode de Polya. Le lendemain au soir, 32 heures après l'opération, le malade, n'ayant pas encore eu de gaz, reçoit un lavement avec 5 gr. d'extrait mou de bile dans 300 cm³ d'eau tiède: aucun résultat. Le jour suivant, second lavement avec 10 gr. du même extrait dans 400 cm³ d'eau tiède: dix minutes après le malade évacue des gaz et une selle abondante. A partir de ce moment, fonctions intestinales normales; guérison normale.

Observation II. — G. V., 34 ans, opérée le 8 mai 1923, laparatomie médiane exploratrice, appendectomie pour l'appendicite chronique. Le lendemain au soir pas encore de gaz. 32 heures après l'opération lavement avec 10 gr.

d'extrait mou de bile dans 400 cm³ d'eau tiède: sept minutes après gaz et selle. Guérison normale.

Observation III. — R. R., 43 ans, atteinte d'affection biliaire. Le 9 mai 1923 on explore les voies biliaires et on fait une colecystectomie. Le lendemain, la malade n'ayant pas de gaz, 36 heures après l'opération lavement avec 10 gr. d'extrait mou de bile dans 400 cm³ d'eau tiède: dix minutes après apparition des gaz et quelques minutes plus tard d'une selle. Guérison normale.

B. *Extrait de bile desséché administré environ* 30 *heures après l'opération.*

Observation IV. — Femme agée de 27 ans, opérée le 25 mai 1923 pour une cholecystite aiguë avec péritonite; on pratique le drainage de la vésicule biliaire et d'une fistule stercorale sur le caecum. Le 26, la malade ne rendant pas de gaz, nous fîmes, le soir, un lavement avec 5 gr. d'extrait de bile desséchée dans 300 cm³ d'eau tiède: 5 minutes après l'injection de liquide, évacuation des gaz. Guérison.

Observation V. — Le femme N. G., 20 ans, opérée le 26 mai 1923 pour une appendicite aiguë; le lendemain de l'opération la malade a des gaz, mais pas de selle jusqu'au 29; ce jour là on lui donna un lavement avec 5 gr. d'extrait de bile desséché dans 400 cm³ d'eau tiède: il fut suivi d'une selle copieuse; depuis les selles furent régulières et spontanées.

Observation VI. — G. F., 62 ans, opéré le 29 mai 1923 pour une hernie crurale et hydrocèle; dans la soirée du 30 un lavement avec 5 gr. d'extrait de bile desséchée provoque des gaz peu après son injection et une selle un peu plus tard. Guérison.

Observation VII. — H. A., 61 ans, opéré le 30 mai 1923 pour cancer d'estomac; le 31 au soir on fait un lavement avec 5 gr. d'extrait de bile dans 300 cm³ d'eau tiède:

le malade évacue des gaz tout de suite et une selle 15 minutes plus tard. Guérison normale.

Observation VIII — V. Z., agé de 57 ans, opéré le 30 mai 1923 pour hernie inguinale bilatérale. Le lendemain soir un lavement avec 5 gr. d'extrait de bile desséchée dans 400 cm³ d'eau tiède: immédiatement après l'injection du liquide, évacuation d'une selle et 10 minutes plus tard des gaz. Guérison.

Observation IX. — K. D., 42 ans, opéré le 30 mai 1923 pour une hernie inguinale gauche. Le lendemain devant l'absence de gaz, on lui administre le soir un lavement avec 5 gr. d'extrait de bile dans 300 cm³ d'eau tiède. Résultat: gaz, et cinq minutes après l'injection du liquide, selle. Guérison.

Observation X — D. A., âgé de 30 ans, opéré le 30 mai 1923 pour un ulcère du duodenum. Le soir du 31 nous donnons un lavement avec 5 gr d'extrait de bile desséchée dans 300 cm³ d'eau tiède; l'opéré évacue des gaz peu après l'injection et une selle une demi-heure plus tard. Guérison.

C. *Extrait mou de bile administré environ 48 heures après l'opération.*

Observation XI. — ....., 50 ans, atteint d'un mégacôlon avec une ancienne iléo-sigmoïdostomie. Le 5 juin 1923 on pratique la côlectomie subtotale, le 7, le malade n'ayant pas encore de gaz, on fait un lavement avec 10 gr. d'extrait mou de bile dans 300 cm³ d'eau tiède, qui ne donna aucun résultat. Le 8 juin nous fîmes un second lavement avec 10 gr. du même extrait dans 400 cm³ d'eau tiède: le malade évacue de suite les gaz et trois quarts d'heures plus tard une selle. Le lendemain il se développe chez l'opéré un volvulus du grêle qui l'emporte le 6e jour.

Observation XII. — B. G., 49 ans, opérée le 9 juin 1923 pour une sténose pylorique cancéreuse. Résection. Le

11 en l'absence de gaz on lui administre un lavement de 10 gr. d'extrait mou de bile dans 400 cm³ d'eau tiède: 7 minutes après, la malade était soulagée par l'évacuation de gaz et d'une selle abondante. Guérison.

Observation XIII. — B. G., 42 ans, opérée pour une colécystite aiguë le 9 juin 1923; le 10 la malade n'a pas encore rendu de gaz. Le 11, lavement avec 10 gr. d'extrait mou de bile dans 400 cm³ d'eau tiède; peu après l'injection évacuation des gaz, suivie à un petit intervalle d'une selle. Guérison.

D. *Extrait sec de bile administré* 48 *heures après l'opération.*

Observation XIV — H. H., 23 ans, opéré le 23 juin 1923 pour une appendicite chronique avec adhérences entre la vésicule biliaire et le duodénum, le 25 juin lavement avec 5 gr. d'extrait sec de bile dans 400 cm³ d'eau: immédiatement après le lavement, le malade a des gaz et une selle quelques minutes plus tard. Guérison.

Observation XV. — N. P., 49 ans, opérée le 2 juin 1923 pour un kyste de l'ovaire; le lendemain, la malade n'avait pas encore eu spontanément des gaz: le 4 juin lavement avec 5 gr. d'extrait sec de bile dans 300 cm³ d'eau tiède: dix minutes après gaz et selle. Guérison.

Observation XVI. — S. M., âgée de 22 ans, opérée le 9 juin 1923 pour une colécystite calculeuse. Le 11 juin, en absence de gaz, lavement de 5 gr. d'extrait desséché de bile dans 300 cm³ d'eau tiède: 5 minutes après l'injection du liquide, évacuation des gaz et d'une selle. Guérison.

Observation XVII. — N. G., 49 ans, très obèse, opérée le 9 juin 1923 pour une éventration, le lendemain ni gaz ni selle. Le 11 juin lavement avec 5 gr. d'extrait desséché de bile dans 300 cm³ d'eau: gaz et selle, peu après Guérison.

Observation XVIII. — R. H., 37 ans, opéré le 13 juin 1923; ulcère perforé de l'estomac, pas de gaz le lendemain. Le 15 juin le lavement avec 5 gr. d'extrait de bile desséché dans 300 cm³ d'eau tiède: gaz et quelques minutes plus tard une selle. Guérison.

Observation XIX. — Femme G. V., 28 ans, opérée le 13 juin 1923 pour une péritonite appendiculaire, le 15 juin lavement avec 5 gr. d'extrait desséché de bile, dans 300 cm³ d'eau tiède: bien que la moitié environ de liquide ne parvienne pas dans le rectum, 5 minutes après son injection la malade eut des gaz. Guérison.

Observation XX. — H. E., 45 ans, opéré le 13 juin 1923 pour hernie inguinale. Le 15 juin, nous lui donnons un lavement avec 5 gr. d'extrait desséché de bile dans 300 cm³ d'eau tiède: le malade rendit des gaz et une selle trois minutes après l'injection du liquide. Guérison.

Observation XXI. — N. H., 50 ans, opéré le 19 juin 1923 pour une appendicite aiguë avec péritonite, le 21 juin lavement avec 5 gr. d'extrait desséché de bile dans 300 cm³ d'eau tiède. Résultat: l'opéré a des gaz et une selle 5 minutes après l'injection du liquide. Guérison.

Observation XXII. — N. P., 42 ans, opéré le 19 juin pour appendicite chronique, un lavement donné le 21 juin avec 5 gr. d'extrait de bile desséché dans 300 cm³ d'eau tiède provoque peu après son injection des gaz, bientôt suivis d'une selle. Guérison.

Observation XXIII. — K. V., âgé de 50 ans, opéré le 20 juin pour appendicite chronique avec épiploïte. Le lendemain, le malade n'a pas encore de gaz. Le 22 juin, on lui donne un lavement d'extrait sec de bile (5 gr. dans 300 cm³ d'eau) suivi après 5 minutes de gaz et de selle. Guérison.

Observation XXIV. — R. H., 45 ans, opéré le 20 juin pour appendicite aiguë; le 22 les gaz n'étaient pas encore apparus, lavement à l'extrait desséché de bile: 5 gr. dans 300 cm³ d'eau tiède qui provoque des gaz. Le 23 plus de gaz. Le 24 juin, second lavement de bile qui mit définitivement en train les fonctions intestinales. Guérison.

Observation XXV. — B. G., âgée de 62 ans, opérée le 23 juin pour calculs de la vésicule biliaire et du cholédoque et tumeur de la vésicule biliaire. Le 25 juin lavement d'extrait desséché de bile (5 gr.) suivi après 10 minutes de gaz et d'une selle. Guérison.

Observation XXVI. — P. H., 57 ans, opérée le 23 juin pour appendicite chronique. Le 25 un lavement avec 5 gr. d'extrait desséché de bile dans 300 cm³ d'eau tiède donne un bon résultat: gaz suivis dix minutes plus tard de selle. Guérison.

Observation XXVII. — Femme H. E., 27 ans, opérée le 23 juin 1923 pour fermeture d'anus artificiel; le lendemain, pas de gaz. Le 25 juin, un lavement de 5 gr. d'extrait desséché de bile dans 300 cm³ d'eau tiède était suivi 5 minutes après de gaz et, un peu plus tard, d'une selle. Guérison.

LES LAVEMENTS DE BILE DANS LA RÉTENTION URINAIRE POST-OPÉRATOIRE.

C'est par le même mécanisme que celui que nous avons noté dans la paralysie intestinale au chapitre précédent que se produit la parésie vésicale consécutive à une intervention sur la cavité abdominale et particulièrement fréquente après des opérations sur les organes du petit bassin.

Souvent on est forcé de vider la vessie par le cathétérisme le soir même de l'opération. Parfois cet état de parésie se prolonge, de sorte qu'il faut continuer à cathétériser pendant plusieurs jours. Quelques précautions d'asepsie qu'on prenne, ces cathétérismes répétés impliquent toujours le danger d'une infection de la vessie, et il n'est que rationnel de tout faire pour les abréger.

Souvent on a l'impression qu'il s'y mêle une note fortement fonctionnelle, si l'on réussit à provoquer d'une façon ou d'une autre une évacuation normale; ordinairement les mictions spontanées se rétablissent pour de bon.

On arrive souvent à provoquer cette première évacuation par une injection de quelques cm^3 de glycérine dans la vessie. Mais à part que parfois il s'en suit une légère irritation de la vessie, ce procédé n'aboutit pas toujours au résultat voulu. Il ne serait donc pas superflu de disposer encore d'autres moyens pour combattre ces troubles de la miction.

Or, en employant la bile dans la paralysie intestinale post-opératoire, nous nous sommes aperçu que cette substance était un excitant énergique de la contraction, non seulement du gros intestin, comme nous venons de l'exposer, mais encore de celle de la vessie, et cela d'une façon tout aussi énergique et régulière.

En effet, les évacuations intestinales produites par des injections de bile étaient à peu près toujours accompagnées par de fortes contractions vésicales. Dans certains cas où la paralysie intestinale était accompagnée de rétention urinaire et où l'on avait déjà dû cathétériser à plusieurs reprises, la première miction normale se fit en même temps que l'évacuation intestinale provoquée par un lavement bilieux.

Dans la suite nous avons administré des lavements de bile toutes les fois qu'une rétention urinaire post-opératoire ne disparaissait pas après un ou deux cathétérismes, alors aussi qu'il n'existait pas ou plus de parésie intestinale. Presque régulièrement on obtint avec l'évacuation des selles une miction spontanée, et à partir de ce moment le rétablissement des fonctions vesicales normales.

L'intérêt principal de cette façon de procéder consiste dans l'élimination de toute manipulation sur la vessie même et de tout danger de son irritation ou de son infection.

La technique est la même que celle que nous

avons décrite dans le chapitre précédent. Injection lente dans le rectum de 5 gr. d'extrait sec ou 10 gr. d'extrait mou de bile, dilués dans 300 cm³ d'eau tiède.

Nous faisons suivre le résumé de quelques observations recueillies chez les malades traités par le lavement bilieux dans la retention d'urine post-opératoire.

Observation I. — P. V., 20 ans, opéré le 7 août 1923 de péritonite appendiculaire généralisée (Appendectomie, drainage des deux fosses iliaques). Pendant trois jours rétention d'urine. Cathétérisme deux fois par jour, on donne alors un lavement avec 5 gr. d'extrait desséché de bile; le malade rendit de suite des urines, qui depuis sont évacuées spontanément. Guérison.

Observation II. — F. H., âgé de 22 ans, opéré pour appendicite aiguë le 12 août 1923 (Appendectomie avec drainage). Obligation de sonder deux fois par jour le malade après l'opération. Après 3 jours on fit un lavement avec 5 gr. d'extrait desséché de bile: les urines partent tout de suite après, mais on fut obligé de lui donner encore trois lavements bilieux jusqu'à ce qu'il urinât spontanément. Guérison.

Observation III. — G. A., âgée de 40 ans, opérée le 20 août 23 pour une hernie crurale étranglée. Pendant deux jours sondage de la vessie. Après un lavement à l'extrait desséché de bile (5 gr. dans 300 cm³ d'eau tiède), la malade urina et continua à uriner spontanément. Guérison.

Observation IV. — B. E., âgée de 18 ans, opérée le 25 août 1923 d'abcès appendiculaire (simple incision). La malade n'urinant pas spontanément, on fit le deuxième jour un lavement avec 5 gr. d'extrait desséché de bile, suivi du retablissement des fonctions vesicales. Guérison.

CONCLUSIONS.

1° Autant que la bile fraîche, l'extrait de bile conservé est un agent excitateur très actif de la musculature intestinale.

2° Une dose de 5 à 6 grammes d'extrait sec de bile, diluée dans 300 cm³ d'eau tiède, rétablit le péristaltisme intestinal sans provoquer le moindre inconvénient. — Si l'on emploie l'extrait mou de bile, la dose est d'environ 10 grammes sur 3 à 400 cm³ d'eau. Son emploi dans le traitement de la paralysie intestinale post-opératoire, simple, donne d'excellents résultats.

3° L'extrait de bile introduit dans le rectum déclanche aussi des contractions de la vessie et permet de cette façon de combattre efficacement la rétention urinaire post-opératoire.

4° L'état de parésie intestinale ou urinaire une fois rompu par l'action de l'extrait de bile, les évacuations continuent le plus souvent à se faire spontanément, de sorte que tout autre moyen d'évacuation devient superflu.

BIBLIOGRAPHIE.

Papyrus v. *A. Ermann et Krebs*. Berlin, 1899.

DEIDIER. — *De bile peste emortuorum experimenta*. Haller's Biblioth. anatomica. 1808.

MAGENDIE. — *Précis élémentaire de Physiologie*. 1825.

VON DUSCH, TH. — *Untersuchungen und Experimente als Beitrag zur Pathogenese des Icterus und der akuten gelben Atrophie der Leber*. 1854.

KÜHNE. — Arch für path. Anatomie. B. XIV, 1858.

NEUKOMM. — Arch. für Anatomie u. Physiologie, 1860.

HOPPE. — Arch. für path. Anatomie. B. XXIV, 1862.

HYPPERT. — Arch. d. Heilkunde, 5. Jahrgang, 1864.

LEYDEN. — Beitr. z. Path. des Icterus, Berlin, 1866.

RÖHRIG. — Arch d. Heilkunde, 5 Jahrgang 1866.

GROLLEMUND. — *Etude exp. de l'action des acides biliaires sur l'organisme*. Strasbourg, 1869.

FELZ et RITTER. — Journal d'Anat. et de Physiol., 1871 et 1874.

MÜLLER — Arch. f. exp. Path. und Pharm. B. I, 1873.

SCHULEIN. — Zeitschr. für Biologie, 1877.

TUBINI et LUZZATI. — *Z. Phys. d. Darmes*. Moleschott's Unters. zur Naturlehre ,1885.

BOKAI et CARNOT. — *Ueber die Wirkung d. Galle und ihrer Bestandteile a. d. Darmbewegungen*. Jahresber. d. Physiol. B. XIX, Leipzig, 1887.

ECKARDT. — *Ueber d. Einfl. d. Galle a. d. perist. Bewegungen d. Dünndarmes*. Zeitschr. für Physiol. 1899.

ELLIOT et JOSLIN. — *The influence of bile metabolisme*. Journal of exp. med., 1901.

HALLION et NEPPER. — *Influence excito-motr. de la bile sur l'intestin.* Soc. Biol. II., 1907.

CHÜPBACH. — *Ueber den Einfl. d. Galle a. d. Beweg. d. Dünndarmes.* Zeitschr. für Biologie, 1908.

ASHER. — *Einfl. d. Galle a. d. Darmbeweg.* Zeitschr. für Biol., 1910.

ANTONIO BERTI. — *Azione della bile sui movimenti ritmici e sul tono dell' intestino.* Arch. de Physiol. 1910.

D'ERICO. — *Wirkg. d. Galle u. d. gallensauren Salze a. d. Tonus u. d. autom. Beweg. d. Darmrohres.* Zentralbl. der Physiol. 1910.

BOULET. — Réunion biologique de Lille. 1919.

PHILIPPE. — *Contrib. à l'étude de l'influence de la bile sur la motricité intestinale.* Thèse Lille. 1919-20.

LEBOU et AUBOURY. — *Action du fiel de bœuf sur l'estomac et l'intestin.* Soc. d. Radiol. méd. de Paris. 1921.

BENSAUDE et VICENTE. — *Les lavements de bile dans le traitement de la constipation.* Bull. de la Soc. méd. des Hôpitaux de Paris. 1919.

RAUL. — *Les lavements de bile dans le traitement de la parésie intestinale post-opératoire.* Strasbourg-Médical. Mai 1923.

HAYEM et CHUFFART. — *Influence de la bile sur les contractions intestinales.* Réunion médico-chirurg. d. Hôpitaux de Lille, 23 avril 1923. — *Recherches sur l'action des lavements de bile.* Information médicale. Septembre 1923.

www.ingramcontent.com/pod-product-compliance
Ingram Content Group UK Ltd.
Pitfield, Milton Keynes, MK11 3LW, UK
UKHW020404220726
13923UKWH00004B/1731